Hipnosis de pérdida de peso rápida para principiantes

Una guía a prueba de tontos sobre cómo aumentar la autoestima, quemar grasa, perder peso rápidamente con meditaciones y afirmaciones

Estrella De Alba

CONTENIDO

Introducción

Gracias por adquirir este libro. La hipnosis le permite reconfigurar su cerebro para agregar o cambiar su rutina diaria según sus instintos básicos. Esto sucede porque mientras estás en un estado hipnótico eres más susceptible a las sugerencias de la persona que te puso en ese estado. La persona que te metió en el trance de la hipnosis eres tú mismo. Por lo tanto, la única persona que puede darte consejos que pueden cambiar tu actitud en este método eres tú y solo tú.

Una vez más, hay que olvidar la idea errónea de que la hipnosis es como dormir, porque si lo fuera, sería imposible sugerirlo uno mismo. Trate de pensar en ello como si estuviera en un sueño muy vívido en el que puede controlar todos los aspectos de la situación en la que se encuentra. Esto le brinda la posibilidad de cambiar cualquier cosa que pueda molestarlo y evitar que obtenga el mejor resultado posible. Si puedes hacerlo correctamente, la posibilidad de mejorarte después de la práctica constante del método estará a unos pasos de distancia.

Buena suerte.

Capítulo 1 - ¿Cómo funciona la mente?

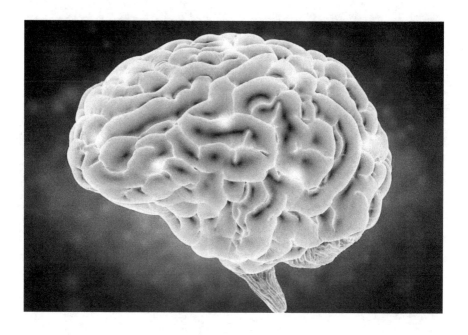

Tu mente desempeña un papel fundamental para ayudarte a estar sano, a ponerte en forma y a mantenerte así. Tu cuenta es tan vital que si no consigues que tu mente coopere con tu cuerpo, podrías estar minando seriamente tus posibilidades de mejorar tu salud y bienestar general.

A menudo, conseguir que tu cabeza esté en consonancia con tu cuerpo depende de que seas capaz de sacar el máximo partido a tu mecanismo de programación interno.

En otras palabras, lo que te dices a ti mismo es vital para lograr cualquier cosa que desees. Esta autoconversación puede hacer, o romper, tus posibilidades de convertirte en quien quieres ser.

Así, por ejemplo, si te dices continuamente a ti mismo que no estás a la altura, que nunca lo vas a conseguir o que simplemente es demasiado difícil, las posibilidades de que no consigas tus objetivos serán muy escasas. Por el contrario, si tu autoconversación se basa en tu comprensión de lo que se necesita para ser la mejor versión de ti mismo, entonces las posibilidades de que consigas cualquier cosa que desees pueden dispararse por las nubes.

Lo mejor de todo es que te darás a ti mismo una oportunidad de luchar cuando se trata de alejar cualquier pensamiento o sentimiento no deseado.

Además, es fundamental tener en cuenta que los aportes de fuentes externas pueden causar estragos en tu autoestima y en la forma en que tu mente procesa esos datos. Puede que recibas mensajes negativos de la gente que te rodea, o incluso ataques a tu elección de un estilo de vida saludable. En algunos casos, los ataques llegan a tal extremo que algunas personas dejan de hablarte, o deciden no volver a salir contigo, simplemente porque no participas en atracones de comida o bebida.

Son personas que no necesitas en tu vida. Es mejor rodearse de personas con ideas afines que te apoyen y te ayuden en tus esfuerzos. Al hacerlo, podrás tomar mejores decisiones y mantenerte en el camino.

En última instancia, tú tienes el poder de encarrilarte y mantenerte en el camino. No necesitas depender de nada para que te ayude a sacar el máximo provecho de tus capacidades para ponerte en forma, bajar algunos kilos y mejorar tu salud y bienestar general. Claro que ayuda estar rodeado de amigos y familiares que te apoyen. Pero al final, tienes todo lo que necesitas para tener éxito.

A lo largo de este debate, vamos a ver cómo puedes convocar esa fuerza de voluntad interior que tienes para ayudarte a sacar el máximo provecho de cualquier cambio que necesites hacer... y ayudar a que se mantenga. Después de todo, cualquiera puede hacer una de esas dietas de choque. Pero lo que te ayudará a convertirte realmente en lo que quieres ser es tu deseo y voluntad de hacer que las cosas sucedan. Eso unido a una metodología sólida, como el poder de la meditación, llegará a desarrollar su fórmula ganadora. Puedes pensar que esta no es una solución de tipo "cookie-cutter". Es el tipo de enfoque que puedes construir por ti mismo. Eso significa que lo que hagas, lo que elijas lograr y la forma en que decidas hacerlo será tu propia y particular manera de hacer las cosas. Eso garantizará, sin duda, que lo que hagas tenga éxito y sea sostenible.

Con esto en mente, puedes sentirte seguro de pasar a cosas más grandes y mejores en tu vida. No tendrás que preocuparte por tener éxito nunca más, simplemente porque ya has conseguido el objetivo más importante de tu vida. A partir de ahí, puedes empezar a sentirte cómodo en tu piel. Y no hay nada mejor que sentirse bien con uno mismo mientras se aprovecha al máximo la oportunidad de lograr todo lo que siempre has querido conseguir.

Capítulo 2 - ¿Qué es la hipnosis?

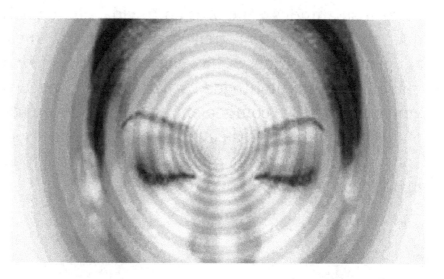

Muchos psiquiatras consideran desde hace tiempo que la hipnosis es un método terapéutico decente y respetable, y se ha convertido en una de las prácticas psiquiátricas habituales, además de aparecer en películas de Hollywood y en programas de ilusión pobres. No obstante el consenso general, la hipnosis no es una ilusión, sino que es un tratamiento médico serio si se aplica adecuadamente. Su utilidad es innegable; sin embargo, también puede ser peligrosa. ¿Por qué? Porque en algunos aspectos, la hipnosis es una especie de técnica de control mental. Además, a veces se sigue reconociendo que la hipnosis es un fenómeno misterioso, o las personas más "racionales" simplemente la consideran un truco. La versión científica "ilustrada" de esta última opinión afirma que el sujeto hipnotizado casi siempre intenta cumplir las expectativas del hipnotizador; por lo tanto, los fenómenos hipnóticos no son más que un juego de roles.

¿Cuál es la verdad sobre la hipnosis?

¿Y si la hipnosis no es solo el engaño que vemos en los espectáculos? La verdad es que la hipnosis está estrechamente relacionada con la meditación. La hipnosis utiliza técnicas de respiración profunda y pone al sujeto en un estado de relajación increíblemente potente para que se abra a las sugestiones. Esta técnica psiquiátrica no aplica el uso de un péndulo frente a los ojos de una persona, como se cree comúnmente. Lo que hace es crear una atmósfera relajada para que el paciente se sienta cómodo y confíe en su terapeuta. El propósito es poder llegar al paciente a diferentes niveles conscientes para que pueda estar más abierto a las sugerencias.

¿Cómo se originó la hipnosis?

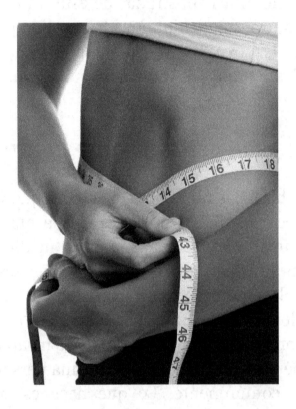

Las teorías sugieren que la gente puede haber utilizado la hipnosis ya en la prehistoria. Los ritos de culto y el chamanismo se explican en parte por la autosugestión. Es de suponer que se descubrió accidentalmente a través de actividades religiosas como la meditación, las actividades de culto y los rituales. Los primeros datos, probablemente sobre la hipnosis, se conservan del antiguo Egipto. La descripción más antigua se encuentra en un rollo de papiro egipcio del año 3766 a.C.:

"Poner la mano en el brazo para aliviar el dolor y decir que el dolor ha cesado". El papiro Westcar conservado en el Neues Museum de Berlín informa de que Jaya-manekh había persuadido a un león muy salvaje para que le obedeciera. Esta fuente indica sin duda que la hipnosis animal ya era conocida y practicada en Egipto. Es posible que conocieran la hipnosis utilizada con humanos. Junto con Jaya-manekh, Deda también utilizó la hipnosis animal, aunque solo presentó sus pruebas utilizando patos, gansos y un buey (Mongiovi, 2014).

Las raíces de lo que hoy llamamos hipnosis hay que buscarlas a finales de la Edad Media y en la época moderna.

En el siglo XVI, Paracelso formuló una hipótesis sobre la tortuosa relación entre los cuerpos celestes y el cuerpo humano. Consideraba que era importante utilizar diversas medicinas minerales además de los hechizos mágicos adecuados. Esto sentó las bases de la teoría del "magnetismo mineral". Franz Anton Mesmer (1720-1815) adoptó y continuó el principio del efecto magnético. Gracias a sus curaciones en grupo en una sesión de espiritismo espectacular (que recuerda a la ceremonia del exorcismo en su aspecto exterior), se hizo conocido por ser el fundador de la primera escuela de hipnosis. Sin embargo, en la práctica, carecía de sugestión verbal.

Atribuyó la eficacia terapéutica al misterioso "fluido magnético" que podía transmitirse al paciente mediante el movimiento de la mano ("paso magnético") sobre el cuerpo del paciente. Lo explicaba con el magnetismo animado ("magnetismus animalis"; el magnetismo de las criaturas que respiran y tienen alma) y colocaba imanes en los pacientes. Debido a su popularidad, la hipnosis se ha llamado durante mucho tiempo mesmerización (Rose, 2017).

Muchos otros criticaron posteriormente a Mesmer. Por ejemplo, Alfred Russel Wallace explicó la hipnosis con un mapa frenológico, y Friedrich Engels hipnotizó a un niño de 12 años sin imán. Mesmer fue alumno del marqués Armand-Marc-Jacques de Chastenet Puitureur (1721-1825). Al principio aceptó la teoría de su maestro, pero su práctica, a diferencia de la de Mesmer, carecía de elementos espectaculares. Sus pacientes, sometidos a sugestiones verbales, se comportaban de forma similar a los sonámbulos y llamaban a su condición sonambulismo provocativo (Mongiovi, 2014).

Si has visto algunas de las antiguas películas del oeste, habrás notado que el alcohol se utilizaba como anestésico en las operaciones.

Hace unos cientos de años, si había que amputar un brazo a alguien, se le daba al paciente un whisky barato para adormecerlo, porque no tenían el lujo de usar medicamentos como hoy. Pero el alcohol no era el único método anestésico. La hipnosis también se utilizaba por razones similares para aliviar el dolor con el fin de evitar que los sujetos entraran en un shock neurogénico en el siglo XIX. Si lo pensamos bien, se trataba de un método muy útil. Uno de los mejores ejemplos del uso de la hipnosis en la cirugía es James Esdaile, un médico escocés que aplicó el método a más de 3000 pacientes en la India con un logro superior (Spiegel, 2007).

En el siglo XIX, Francia tomó la delantera en la investigación de la hipnosis con centros como Nancy (Ambroise-Auguste Liebeault, Hippolyte Bernheim) y París (Jean-Martin Charcot). Sigmund Freud visitó a Jean-Martin Charcot en París en 1885, observando el método de Mesmer y probándolo por sí mismo. Esto se convirtió en el punto de partida de sus estudios sobre la histeria. Más tarde abandonó este método y se pasó a la asociación libre. De sus escritos se desprende que siguió ocupándose de la hipnosis. Oskar Vogt (1870-1959) y su alumno Johannes Heinrich Schultz (1884-1970) investigaron y desarrollaron el entrenamiento autógeno de la hipnosis alemana. Más tarde, Klaus Thomas también investigó. Los principales investigadores en América fueron Milton H. Erickson (hipnosis indirecta), y Kroger y Dave Elman (hipnosis de autor). John Hartland es el hipnotizador más conocido en el Reino Unido. Su libro, Dictionary of Medical and Dental Hypnosis, sigue siendo el libro de texto oficial para los hipnotizadores británicos. Milton H. Erickson desarrolló el método de la hipnoterapia, a partir del cual se mejoraron varias técnicas psicológicas.

¿Se puede hipnotizar a alguien?

La hipnosis es un estado imprevisible. Puedes ser hipnotizado fácilmente, mientras que a otros no les funcionará. Todavía es un misterio para los psiquiatras y neurocientíficos cómo funciona la hipnosis. Lo único que sabemos es que puede funcionar, pero no tenemos ni idea de cómo funciona. Un estudio científico sobre el mecanismo de la hipnosis investigó por qué algunas personas responden más a la hipnosis que otras. Según la investigación, la hipnotizabilidad de un individuo está más fácilmente relacionada con la función cerebral y la capacidad de conexión. Según el estudio, las relaciones entre la corteza prefrontal dorsolateral izquierda y las áreas cerebrales que tratan la información son más eficaces que las de otros sujetos (Hoeft, Gabrieli, Whitfield-Gabrieli, Haas, Bammer, Menon y Spiegel, 2013). El doctor Clifford N. Lazarus afirma que el individuo debe estar dispuesto y abierto a la hipnosis; de lo contrario, no funciona: "En contra de la creencia popular, las personas bajo hipnosis tienen un control total de sí mismas y nunca harían algo que normalmente encontrarían altamente objetable" (Lazarus, 2013). Esto implica que si no quieres ser hipnotizado, puedes resistirte.

¿Qué ocurre durante el hipnotismo?

Imagina que estás viendo una emocionante película de acción. Un grupo peligroso persigue al protagonista. El protagonista está atrapado en un edificio y los malos le esperan fuera. Te has sumergido en la película cuando uno de tus familiares te pide que le des una almohada. ¿Qué haces? Supongo que tomarás la almohada y se la darás a tu familiar sin quitar los ojos de la pantalla. Cuando estás hipnotizado, ocurre un escenario similar. Te concentras intensamente en el asunto y todo lo demás se vuelve irrelevante. Cuanto mayor sea la concentración, mayor será la tendencia a seguir las sugerencias del terapeuta.

Sin embargo, hay una pequeña diferencia entre la atención prestada durante una película y en la hipnosis. Las personas que ven películas en profundidad son más propensas a no responder a las preguntas que se les hacen; sin embargo, durante la hipnosis ocurre lo contrario. ¿A qué se debe esto? Según la observación de los psicólogos freudianos, esto ocurre debido a la diferencia entre las fases de la conciencia humana. Creen que hay tres niveles de la conciencia humana: la preconciencia, la conciencia y el nivel inconsciente. Estos niveles se representan con una analogía. El nivel de conciencia que se compara con la parte visible de un iceberg viéndolo desde la superficie del agua representa los momentos de nuestra conciencia sobre lo que ocurre a nuestro alrededor cuando estamos despiertos (Cherry, 2019).

El nivel de agua del iceberg representa el nivel de preconciencia e ilustra lo que no podemos recordar en ese mismo momento pero que podemos recordar si queremos. Por ejemplo, cuando necesitas ir a un lugar en el que has estado antes pero no recuerdas el camino, igualmente encontrarás la calle correcta. ¿Cómo es posible? Porque tu nivel de preconciencia te proporciona la información necesaria para encontrar fácilmente el camino que no recuerdas. No almacenas esta información en el nivel de conciencia. La parte que está bajo el agua y tiene el volumen más masivo se asocia con el nivel inconsciente en la analogía del iceberg. En el nivel inconsciente almacenamos miedos, deseos irracionales e inaceptables y convicciones profundas. Para sacarlos a la superficie, utilizamos la hipnosis, que puede tocar este nivel de nuestra conciencia. En la fase inconsciente, lo correcto o lo incorrecto, lo moral o lo inmoral no existen porque el sistema de filtros, que dirige la vida ordinaria de una persona, está desactivado, y nuestra capacidad de análisis está descargada. En este nivel de conciencia, nuestros deseos más profundos se hacen realidad. No obstante, a diferencia de lo que ocurre en un sueño, nuestra capacidad de percibir el peligro sigue estando alerta durante la hipnosis, lo que significa que si el individuo teme la hipnosis o la considera peligrosa, no permitirá que el terapeuta llegue a esa fase de conciencia (Journal Psyche, s. f.).

¿Podemos realmente recordar las partes ocultas de nuestro pasado bajo hipnosis?

Muchos terapeutas piensan que los dilemas o problemas no resueltos en el pasado se transmiten al futuro, confundiendo a las personas y produciendo trastornos psicológicos. Los terapeutas utilizan el método de la hipnosis para hacer que sus pacientes recuerden sus vidas pasadas y liberen su "carga emocional". Sin embargo, hay que saber que la memoria está en forma inestable en el subconsciente hipnótico. Por lo tanto, la hipnosis puede hacer que una persona piense que está viviendo un acontecimiento que no ha ocurrido en la vida real. De ahí que muchos expertos rechacen la tesis de que los detalles se recuerdan, ya que pueden ser fácilmente distorsionados. Pero también significa que podemos alterar nuestros recuerdos y convicciones negativas y cambiarlos por otros favorables (Thompson, s. f.).

¿Es la hipnosis un fenómeno biológico?

Las investigaciones sugieren que la hipnosis tiene un aspecto biológico debido a un impulso eléctrico entre nuestras células cerebrales. Las células envían estos impulsos de forma sincronizada en grupos y no los aíslan.

Además, las distintas fases de la conciencia tienen frecuencias diferentes (ritmo de las ondas cerebrales). Si reconocemos los impulsos eléctricos como el lenguaje del cerebro, podemos pretender que las diferentes frecuencias se comunican a diferentes velocidades.

Estas diferentes velocidades se denominan Alfa, Beta, Theta y Delta.

Cuando estamos dormidos, las ondas cerebrales se ralentizan y producen las llamadas ondas de frecuencia delta. Cuando revela una vigilancia de frecuencia relativamente más alta, esto se llama ondas de frecuencia beta. Las investigaciones han demostrado que las ondas cerebrales se encuentran en la frecuencia theta durante la hipnosis. En la frecuencia theta, hay tanto un nivel de conciencia subconsciente como una alta concentración en el sueño.

Se ha observado que la frecuencia theta se da con mayor frecuencia en los cerebros de las personas más susceptibles a la hipnosis. Además, algunos investigadores afirman que la hipnotizabilidad es hereditaria y está fuertemente condicionada por la presencia de genes específicos (Adachi, Jensen, Lee, Miró, Osman, Tomé-Pires, 2016).

Capítulo 3 - Cómo la hipnosis puede ayudarte a perder peso

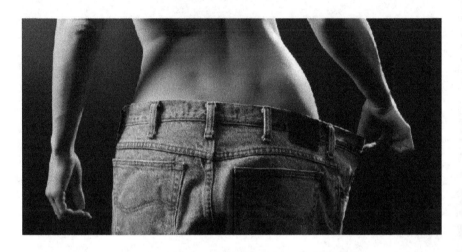

Perder peso con la hipnosis funciona como lo hará cualquier otro cambio con la hipnosis. Sin embargo, es importante entender el proceso paso a paso para que sepas exactamente qué esperar durante tu viaje de pérdida de peso con el apoyo de la hipnosis. En general, hay alrededor de siete pasos que están involucrados con la pérdida de peso utilizando la hipnosis. El primer paso es cuando decides cambiar; el segundo paso implica tus sesiones; el tercero y el cuarto son tu cambio de mentalidad y comportamientos, el quinto paso implica tus regresiones, el sexto son tus rutinas de gestión, y el séptimo es tu cambio duradero. Para darte una mejor idea de cómo es cada una de estas partes de tu viaje, vamos a explorarlas con más detalle a continuación.

En tu primer paso hacia la pérdida de peso con hipnosis, has decidido que deseas un cambio y que estás dispuesto a probar la hipnosis como una forma de cambiar tu enfoque de la pérdida de peso. En este punto, eres consciente del hecho de que quieres perder peso, y se te ha mostrado la posibilidad de perder peso a través de la hipnosis. Es posible que te sientas curioso, abierto a probar algo nuevo, y un poco escéptico en cuanto a si esto realmente va a funcionar para ti. También puedes sentirte frustrado, abrumado o incluso derrotado por la falta de éxito que has visto utilizando otros métodos de pérdida de peso, que puede ser lo que te llevó a buscar la hipnosis en primer lugar. En esta etapa, lo mejor que puedes hacer es practicar manteniendo una mente abierta y curiosa, ya que así es como puedes prepararte para el éxito cuando se trata de tus sesiones de hipnosis reales.

Tus sesiones representan la segunda etapa del proceso. Técnicamente, vas a pasar de la etapa dos a la etapa cinco varias veces antes de pasar oficialmente a la etapa seis. Tus sesiones son la etapa en la que realmente te dedicas a la hipnosis, nada más y nada menos.

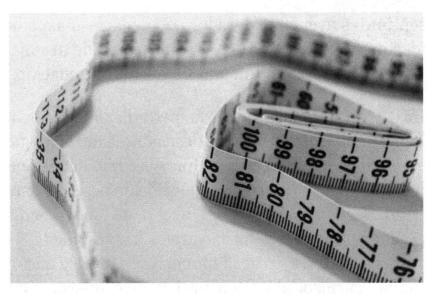

Durante las sesiones, debes mantener tu mente abierta y concentrarte en cómo la hipnosis puede ayudarte. Si te cuesta mantener la mente abierta o sigues siendo escéptico sobre cómo podría funcionar, puedes considerar pasar de la confianza absoluta en que te ayudará a tener curiosidad sobre cómo podría ayudarte.

Después de sus sesiones, lo primero que va a experimentar es un cambio de mentalidad. Aquí es donde empiezas a sentirte mucho más confiado en tu capacidad para perder peso y en tu capacidad para mantenerlo. Al principio, tu mentalidad puede estar todavía ensombrecida por la duda, pero a medida que continúes utilizando la hipnosis y veas tus resultados, te darás cuenta de que es totalmente posible para ti crear el éxito con la hipnosis. A medida que estas piezas de evidencia comienzan a aparecer en tu propia vida, encontrarás que tus sesiones de hipnosis se vuelven aún más poderosas y aún más exitosas.

Además de un cambio de mentalidad, vas a empezar a ver los cambios de comportamiento. Pueden ser más pequeños al principio, pero encontrarás que aumentan con el tiempo hasta llegar al punto en que tus comportamientos reflejan exactamente el estilo de vida que has estado apuntando a tener. La mejor parte de estos cambios de comportamiento es que no se sentirán forzados, ni se sentirán como si hubieras tenido que animarte a llegar hasta aquí: tu cambio de mentalidad hará que estos cambios de comportamiento sean increíblemente fáciles de elegir. A medida que continúes trabajando en tu hipnosis y experimentando tu cambio de mentalidad, encontrarás que tus cambios de comportamiento se vuelven más significativos y sin esfuerzo cada vez.

Después de tu hipnosis y tus experiencias con el cambio de mentalidad y comportamiento, es probable que experimentes períodos de regresión. Los periodos de regresión se caracterizan por periodos de tiempo en los que empiezas a tener tu antigua mentalidad y comportamiento una vez más. Esto sucede porque has experimentado esta vieja mentalidad y patrones de comportamiento tantas veces que siguen teniendo raíces profundas en tu mente subconsciente. Cuanto más los desarraigues y refuerces tus nuevos comportamientos con sesiones de hipnosis consistentes, más éxito tendrás en eliminar estos viejos comportamientos y reemplazarlos completamente por otros nuevos. Cada vez que experimentes el comienzo de un periodo de regresión, deberías reservar algo de tiempo para participar en una sesión de hipnosis que te ayude a cambiar tu mentalidad hacia el estado que quieres y necesitas.

Tus rutinas de gestión representan el sexto paso, y entran en funcionamiento después de que hayas experimentado efectivamente un cambio significativo y duradero gracias a tus prácticas de hipnosis. En este punto, no vas a necesitar programar sesiones de hipnosis tan frecuentes porque estás experimentando cambios tan significativos en tu mentalidad. Sin embargo, es posible que aún quieras hacer sesiones de hipnosis sobre una base bastante consistente para asegurar que tu mentalidad permanece cambiada y que no vuelvas a los viejos patrones. A veces, puede tomar hasta 3-6 meses o más con estas sesiones de hipnosis de rutina de gestión consistente para mantener tus cambios y evitar que experimentes una regresión significativa en tu mentalidad y comportamiento.

El paso final en tu viaje de hipnosis va a ser el paso en el que te encuentras con cambios duraderos. En este punto, es poco probable que necesites programar más sesiones de hipnosis. No deberías necesitar depender de la hipnosis en absoluto para cambiar tu mentalidad porque ya has experimentado cambios tan significativos, y ya no te encuentras retrocediendo a viejos comportamientos. Dicho esto, es posible que de vez en cuando, necesites tener una sesión de hipnosis solo para mantener tus cambios, sobre todo cuando puede surgir un desencadenante inesperado que puede hacer que quieras retroceder en tus comportamientos. Estos cambios inesperados pueden ocurrir durante años después de sus cambios exitosos, por lo que mantenerse al tanto de ellos y confiar en su método de afrontamiento saludable de la hipnosis es importante, ya que evitará que experimentes una regresión significativa más adelante en la vida.

Utilizar la hipnosis para fomentar la alimentación sana y desalentar la alimentación insana

Como vas a través de la utilización de la hipnosis para apoyar con la pérdida de peso, hay algunas maneras que vas a hacer. Una de las formas es, obviamente, para centrarse en la pérdida de peso en sí. Otra forma, sin embargo, es centrarse en los temas que rodean la pérdida de peso. Por ejemplo, puedes utilizar la hipnosis para ayudarte a animarte a comer de forma saludable, al tiempo que te ayuda a disuadirte de comer de forma poco saludable. Las sesiones de hipnosis efectivas pueden ayudarte a eliminar los antojos de alimentos que van a sabotear tu éxito, mientras que también te ayudan a sentirte más atraído a tomar decisiones que van a ayudarte a perder peso de manera efectiva.

Muchas personas utilizan la hipnosis como una forma de cambiar sus antojos, mejorar su metabolismo, e incluso ayudarse a sí mismos a adquirir un gusto por comer alimentos más saludables. También puedes usar esto para ayudarte a desarrollar la motivación y la energía para preparar realmente alimentos más saludables y comerlos, de modo que sea más probable que tengas estas opciones más saludables disponibles para ti. Si cultivar la motivación para preparar y comer alimentos saludables ha sido problemático para ti, este tipo de enfoque de hipnosis puede ser increíblemente útil.

Utilizar la hipnosis para fomentar cambios en el estilo de vida saludable

Además de ayudarte a animarte a comer de forma más saludable y a disuadirte de comer alimentos poco saludables, también puedes utilizar la hipnosis para animarte a hacer cambios en tu estilo de vida. Esto puede ayudarle con todo, desde hacer ejercicio con más frecuencia hasta retomar aficiones más activas que apoyen su bienestar en general. También puedes utilizarla para ayudarte a eliminar aficiones o experiencias de tu vida que puedan fomentar hábitos alimenticios poco saludables en primer lugar. Por ejemplo, si tiendes a comer compulsivamente cuando estás estresado, puedes utilizar la hipnosis para ayudarte a manejar el estrés de forma más eficaz, de modo que sea menos probable que te des un atracón cuando te sientas estresado. Si tiendes a comer cuando te sientes emocionado o aburrido, también puedes utilizar la hipnosis para ayudarte a cambiar esos comportamientos.

La hipnosis se puede utilizar para cambiar prácticamente cualquier área de tu vida que te motive a comer de forma poco saludable o a descuidar el autocuidado hasta el punto de sabotear la pérdida de peso saludable. Realmente es una práctica increíblemente versátil en la que puedes confiar y que te ayudará a perder peso, así como a crear un estilo de vida más saludable en general. Con la hipnosis, hay un sinnúmero de maneras que puedes mejorar la calidad de tu vida, por lo que es una práctica increíblemente útil para que puedas confiar.

Los beneficios de la hipnoterapia para perder peso

Es difícil señalar el mejor beneficio que se obtiene al utilizar la hipnosis como una forma de participar en la pérdida de peso. La hipnosis es un hábito natural, duradero y profundamente impactante para la pérdida de peso que puedes utilizar para cambiar por completo tu forma de abordar la pérdida de peso, y la comida en general, para el resto de tu vida.

Con la hipnosis, no estás ingiriendo nada que haga que la hipnosis funcione. En su lugar, simplemente estás escuchando meditaciones guiadas de hipnosis que te ayudan a transformar la forma en que funciona tu mente subconsciente.

A medida que cambias la forma en que funciona tu mente subconsciente, te encontrarás con que ni siquiera tienes antojos o impulsos de alimentos poco saludables en primer lugar. Esto significa que ya no tendrá que luchar contra sus deseos, ni hacer dietas yo-yo, ni "caerse del vagón", ni experimentar ningún conflicto interno en torno a sus patrones de alimentación, o en torno a los ejercicios de pérdida de peso que le están ayudando a perder peso. En su lugar, comenzarás a tener una mentalidad completamente nueva y una perspectiva en torno a la pérdida de peso que te lleva a tener más éxito en la pérdida de peso y mantenerlo para siempre.

Además de que la hipnosis en sí misma es eficaz, también puede combinar la hipnosis con cualquier otra estrategia de pérdida de peso que esté utilizando. Cambios en los comportamientos dietéticos, las rutinas de ejercicio, los medicamentos que puede estar tomando con el asesoramiento de su médico, y cualquier otra práctica de pérdida de peso que puede estar participando en la seguridad se puede hacer con la hipnosis. Al incluir la hipnosis en tus rutinas de pérdida de peso existentes, puedes mejorar tu efectividad y aumentar rápidamente el éxito que experimentas en tus patrones de pérdida de peso.

Por último, la hipnosis puede ser beneficiosa para muchas cosas más allá de la pérdida de peso. Uno de los efectos secundarios que probablemente notarás una vez que empieces a usar la hipnosis para ayudar a cambiar tu experiencia de pérdida de peso es que también experimentas un aumento en tu confianza, autoestima y sentimientos generales de positividad. Muchas personas que utilizan la hipnosis sobre una base regular se encuentran sintiendo más positivo y en mejor estado de ánimo en general. Esto significa que no solo vas a perder peso, sino que también te sentirás increíble y tendrás un estado de ánimo feliz y positivo también.

Capítulo 4 - Perder peso de forma rápida y natural

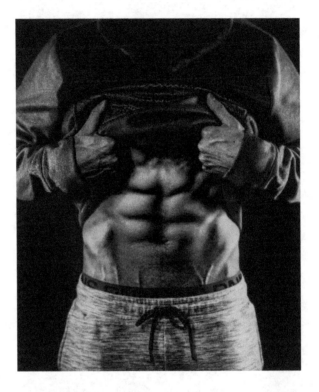

Numerosas personas no saben cómo perder peso de forma segura y normal. No soporta que múltiples sitios y avisos, especialmente los que tienen un lugar con las empresas que venden medicamentos de dieta u otros productos de pérdida de peso, promover la información errónea sobre la pérdida de peso.

Como se indica en la investigación de 2014, un gran número de personas que buscan consejos sobre el método más competente para adelgazar, pasan por encima de información falsa o engañosa sobre la reducción de peso.

"Las dietas de moda y los regímenes de ejercicio pueden ser a veces peligrosos, ya que pueden impedir que las personas satisfagan sus necesidades nutricionales.

Como indican los Centros para el Control y la Prevención de Enfermedades, la medida más segura de peso a perder cada semana está en algún lugar en el rango de 1 y 2 libras. Los individuos que sufren sustancialmente más cada semana o intentan dietas o proyectos de locura son significativamente más propensos a recuperar peso.

1. Mantener los bocados refrescantes en casa y en el trabajo

Las personas eligen con frecuencia comer alimentos que son útiles, por lo que es ideal abstenerse de tener cerca chucherías y dulces preenvasados.

Una investigación descubrió que los individuos que guardaban alimentos poco saludables en casa pensaban que era cada vez más difícil mantenerse o perder peso.

Tener tentempiés saludables en casa y en el trabajo puede permitir a una persona satisfacer sus necesidades nutricionales y mantener una distancia estratégica de la abundancia de azúcar y sal. Algunas de las mejores opciones de tentempiés son:

- frutos secos sin sal ni azúcar añadidos
- productos naturales
- verduras precortadas
- yogures bajos en grasa
- algas secas

2. Eliminar los alimentos procesados

Los alimentos procesados tienen un alto contenido en sodio, grasa, calorías y azúcar. Con frecuencia contienen menos suplementos que los alimentos enteros.

Tal y como indica un primer estudio de investigación, los alimentos procesados son mucho más propensos que otras fuentes de alimentos a provocar prácticas alimentarias adictivas que, en general, hacen que las personas se den un capricho.

3. Comer más proteínas

Una rutina de alimentación rica en proteínas puede permitir a un individuo perder peso. Un diagrama de examen existente en la proteína alta come menos carbohidratos dedujo que son un sistema eficaz para la prevención o el tratamiento de la obesidad.

La información demostró que las dietas altas en proteínas de 25-30 gramos de proteína para cada fiesta dio mejoras en el hambre, el peso corporal de la junta, los componentes de riesgo cardiometabólico, o estos resultados de bienestar.

- pescado
- judías, guisantes y lentejas
- aves de corral blancas
- requesón bajo en grasa
- tofu

4. Dejar de incluir el azúcar

El azúcar no es en todos los casos simple para mantener una distancia estratégica de; sin embargo, la eliminación de los alimentos manipulados es un paso inicial positivo para tomar.

Según el Instituto Nacional del Cáncer, los hombres de 19 años o más devoran una cantidad normal de más de 19 cucharaditas de azúcar incluido al día. Las mujeres de la misma edad consumen más de 14 cucharaditas de azúcar añadido al día.

Una parte importante del azúcar que devoran las personas procede de la fructosa, que el hígado separa y transforma en grasa. Después de que el hígado convierta el azúcar en grasa, vierte estos glóbulos de grasa en la sangre, lo que puede provocar un aumento de peso.

5. Beber café negro

El café puede tener algunos impactos constructivos en el bienestar si un individuo renuncia a él, incluyendo el azúcar y la grasa. Los escritores de un artículo de la encuesta vieron que el café mejoró el procesamiento del cuerpo de los carbohidratos y las grasas.

Una mirada similar presentó una relación entre la utilización del café y un menor peligro de diabetes y enfermedades del hígado.

6. Mantener la hidratación

El agua es el mejor líquido que una persona puede beber durante el día. No contiene calorías y proporciona una gran cantidad de beneficios para la salud.

Cuando un individuo bebe agua durante el día, el agua ayuda a incrementar su digestión. Beber agua antes de un festín también puede ayudar a disminuir la cantidad que se come.

Por último, si los individuos suplantan los refrescos dulces con agua, esto ayudará a disminuir todo el número de calorías que devoran para el día.

7. Mantener alejado de las calorías de las bebidas

Los refrescos, los exprimidos de productos naturales y las bebidas deportivas y con cafeína contienen regularmente abundante azúcar, lo que puede provocar un aumento de peso y dificultar progresivamente la puesta en forma.

Otras bebidas con alto contenido calórico son los licores y los cafés con leche, que contienen leche y azúcar.

Las personas pueden intentar sustituir, en todo caso, una de estas bebidas cada día por agua, agua brillante con limón o un té de hierbas.

8. Evitar los carbohidratos refinados

Una prueba publicada en The American Journal of Clinical Nutrition recomienda que los azúcares refinados podrían ser más perjudiciales para la digestión del cuerpo que las grasas saturadas.

Teniendo en cuenta la convergencia del azúcar de los almidones refinados, el hígado fabricará y descargará grasa en el sistema circulatorio.

Para disminuir el peso y mantenerlo, un individuo puede comer granos enteros.

Los carbohidratos refinados o simples incorporan los siguientes alimentos:

- arroz blanco
- pan blanco
- harina blanca
- caramelos
- numerosos tipos de cereales
- azúcares incluidos
- numerosos tipos de pasta
  El arroz, el pan y la pasta son, en su mayoría, accesibles en variedades de grano entero, que pueden ayudar a la reducción de peso y ayudar a proteger el cuerpo de las enfermedades.

9. Ayunar en ciclos

Ayunar durante periodos cortos puede permitir a una persona ponerse más en forma. Según un informe reciente, el ayuno irregular o el ayuno de un día sustitutivo puede permitir a una persona ponerse en forma y mantener su reducción de peso.

Sin embargo, no todas las personas deben ayunar. El ayuno puede ser peligroso para los niños, la creación de los adolescentes, las mujeres embarazadas, las personas mayores y las personas con condiciones de bienestar ocultos.

10. Contar las calorías y llevar un diario de alimentación

Contar las calorías puede ser un método viable para abstenerse de atiborrarse. Al contar las calorías, una persona sabrá exactamente la cantidad que está devorando. Esta conciencia puede ayudarles a eliminar las calorías superfluas y a tomar mejores decisiones dietéticas.

Un diario de alimentación puede permitir a un individuo considerar qué y la cantidad que están devorando cada día. De este modo, se puede garantizar que se está ingiriendo suficiente cantidad de cada tipo de alimento estimulante, por ejemplo, verduras y proteínas.

11.   Cepillarse los dientes entre cenas o antes de la noche

Además de mejorar la limpieza dental, cepillarse los dientes puede ayudar a disminuir el impulso de picar entre horas.

Si una persona que suele picar entre horas se cepilla los dientes antes de la noche, puede sentirse menos tentada a comer más.

12.   Comer más frutas y verduras

Una rutina de alimentación rica en productos de la tierra puede permitir a un individuo para obtener más en forma y mantener su reducción de peso.

El autor de una encuesta ordenada apoya este caso, expresando que el avance de una expansión en la utilización de productos de la tierra probablemente no va a causar ningún aumento de peso, incluso sin instruir a los individuos a disminuir su uso con respecto a los diferentes alimentos.

13. Reducir el consumo de carbohidratos

Las dietas bajas en almidones básicos pueden permitir que una persona reduzca su peso al restringir la medida de azúcares añadidos que consume.

Restaurativa baja en carbohidratos se abstiene de alimentos se centran en el gasto de azúcares enteros, grasas altas, fibra y proteínas magras. En lugar de restringir todos los azúcares durante un breve período, esto debería ser una razonable, a largo plazo alteración de la dieta.

14. Comer más fibra

La fibra ofrece algunas ventajas potenciales a una persona que espera adelgazar. La investigación en Nutrición expresa que una expansión en la utilización de la fibra puede permitir que un individuo se sienta lleno más rápidamente.

Además, la fibra ayuda a la reducción de peso mediante el avance de la absorción y el ajuste de los microorganismos en el intestino.

15. Ampliar el entrenamiento cardiovascular y de resistencia tradicional

Numerosas personas no practican con regularidad y también pueden tener ocupaciones inactivas. Es fundamental incorporar tanto el trabajo cardiovascular (cardio), por ejemplo, correr o pasear, y la preparación de la oposición en un programa de ejercicio regular.

El cardio permite al cuerpo consumir calorías rápidamente, mientras que la preparación de la oposición fabrica volumen en forma. Bulk puede ayudar a los individuos con el consumo de más calorías muy todavía.

Además, la exploración ha descubierto que las personas que se interesan en el entrenamiento de intervalos de alta intensidad (HIIT) pueden perder más peso y ver mejoras más prominentes en su bienestar cardiovascular que las personas que están utilizando otras estrategias convencionales para la reducción de peso.

16.   Devorar la proteína de suero de leche

Las personas que utilizan la proteína de suero de leche pueden ampliar su volumen delgado mientras disminuye el músculo frente a la grasa, lo que puede ayudar a la reducción de peso.

La investigación de 2014 encontró que la proteína de suero, en la mezcla con la práctica o una dieta de reducción de peso, puede ayudar a disminuir el peso corporal y el músculo a la proporción de grasa.

17.   Comer despacio

Comer lentamente puede permitir a un individuo para disminuir todo el número de calorías que gastan en una sola sesión. El propósito detrás de esto es que puede requerir cierta inversión para entender que el estómago está lleno.

Un examen mostró que comer rápidamente se relaciona con la corpulencia. Mientras que la investigación no pudo prescribir mediaciones para permitir a un individuo comer más gradualmente, los resultados proponen que comer alimentos a un ritmo más lento puede ayudar a disminuir el consumo de calorías.

Morder los alimentos por completo y comer en una mesa con otras personas puede permitir a un individuo retroceder mientras come.

18.   Incluye el chile

Añadir especias a los alimentos puede permitir que una persona se ponga más en forma. La capsaicina es un compuesto que normalmente está presente en los sabores, por ejemplo, el polvo de guiso de frijoles, y puede tener resultados constructivos.

Por ejemplo, la investigación demuestra que la capsaicina puede ayudar a encender con la grasa y aumentar la digestión, sin embargo, a tasas bajas.

19. Dormir más

Existe una relación entre la corpulencia y la ausencia de un descanso valioso. La investigación propone que descansar adecuadamente puede contribuir a la pérdida de peso. Los investigadores descubrieron que las mujeres que describían su calidad de descanso como pobre o razonable eran más reacias a ponerse efectivamente en forma que los individuos que detallaban su calidad de descanso como generalmente excelente.

20. Utilizar un plato más pequeño

Utilizar platos más pequeños podría tener un impacto mental positivo. Los individuos, en general, llenan su plato, por lo que disminuir el tamaño del plato puede ayudar a disminuir la medida de los alimentos que un individuo come en una sola sesión. Una reevaluación sistemática de 2015 dedujo que la disminución del tamaño del plato podría afectar al control de la partición y a la utilización de la vitalidad, aunque no estaba claro si esto era material en todo el ámbito de los tamaños de los bocados. Las personas que esperan ponerse en forma de forma segura y normal deben concentrarse en hacer cambios perpetuos en su estilo de vida en lugar de adoptar medidas breves.

Los individuos deben concentrarse en hacer cambios que puedan mantener. De vez en cuando, un individuo puede querer ejecutar los cambios de manera constante o tomar una puñalada en la presentación de cada uno a su vez.

Cualquier individuo que piense que es difícil ponerse más en forma puede beneficiarse dirigiéndose a un especialista o dietista para descubrir un acuerdo que funcione para ellos.

Capítulo 5 - Hipnosis y pérdida de peso

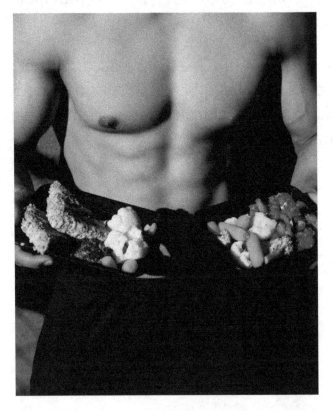

La hipnosis desempeña un papel fundamental en las soluciones médicas. En la sociedad actual, se recomienda para el tratamiento de muchas afecciones diferentes, como la obesidad o la pérdida de peso en personas con sobrepeso. También sirve excepcionalmente a los pacientes que han sido operados, sobre todo si se les restringe el ejercicio después de la cirugía.

Dado que es la opción perfecta para perder peso, también es útil para cualquier persona discapacitada o que se esté recuperando de una lesión.

Una vez que entiendas la práctica y cómo se lleva a cabo, encontrarás que todo tiene sentido. La hipnosis funciona para la pérdida de peso debido a la relación entre nuestras mentes y cuerpos. Sin la comunicación adecuada que se transmite de nuestra mente a nuestro cuerpo, no seríamos capaces de funcionar correctamente. Dado que la hipnosis permite al cerebro adoptar nuevas ideas y hábitos, puede ayudar a empujar a cualquiera en la dirección correcta y podría mejorar potencialmente nuestra calidad de vida.

La adopción de nuevos hábitos puede ayudar a eliminar el miedo, mejorar la confianza e inspirar a mantener la persistencia y un sentido de motivación en su viaje de pérdida de peso. Dado que dos de los problemas más importantes a los que se enfrenta la sociedad hoy en día son las influencias de los medios de comunicación y la falta de motivación, puedes resolver rápidamente cualquier problema relacionado simplemente corrigiendo tu mente.

Corregir tu mente es una misión completamente diferente por sí sola, o sin la hipnosis, es decir. Es un reto que la mayoría se frustrará.

Nadie quiere ocuparse de sí mismo. Aunque eso puede ser cierto, quizás una de las mejores lecciones que te enseña la hipnosis es la importancia de dedicar tiempo a centrarte en tus intenciones. La práctica diaria de la hipnosis incluye centrarse en ideas específicas. Una vez que estas ideas se normalizan en tu rutina diaria y en tu vida, te resultará más fácil hacer frente a las luchas y, en última instancia, romper con los malos hábitos, que es el objetivo final.

En realidad, se necesitan 21 días consecutivos para romper un mal hábito, pero solo si la persona se mantiene persistente, integrando un esfuerzo consciente y constante para dejar o rectificar una práctica. Se necesita el mismo tiempo para adoptar un nuevo hábito saludable. Con la hipnosis, se puede tardar hasta tres meses en romper un mal hábito o formar   uno   nuevo.

Sin embargo, aunque la hipnosis lleva más tiempo, suele funcionar de forma mucho más eficaz que obligarse a hacer algo que no se quiere hacer.

Nuestros cerebros son sistemas operativos robustos que pueden ser engañados en las circunstancias adecuadas. Está demostrado que la hipnosis es útil para romper hábitos y adoptar otros nuevos debido a su poderoso efecto sobre la mente.

Puede medirse en la misma línea de consistencia y poder que las afirmaciones. Ahora, muchos argumentarían que la hipnosis es innecesaria y que completar una práctica de 90 días de hipnoterapia para cambiar los hábitos para perder peso es una completa pérdida de tiempo. Sin embargo, cuando se piensa en alguien que necesita perder peso pero no parece poder hacerlo, entonces se podría empezar a reconsiderar como una solución útil para el problema. No es ningún secreto que el cerebro humano necesita mucho más que un pequeño empujón o una sola afirmación para prosperar. Ver vídeos de motivación y leer citas todos los días está muy bien, pero ¿te está ayudando a ir más allá de A a B?

Es cierto que hoy en día nos enfrentamos a la sensación de ir deprisa por la vida. Si preguntas a una persona obesa o poco saludable por qué ha engordado, es seguro que recibirás respuestas similares.

¿Será que nadie tiene tiempo para, por ejemplo, cocinar o preparar comidas saludables, ir al gimnasio o mover su cuerpo? Aparte de inventar excusas de por qué no se puede hacer algo, hay una evidencia real escondida en las razones por las que nos vendemos y optamos por el camino fácil.

¿Será que la mayoría de las personas se han vuelto perezosas?

Independientemente de tus excusas, razones o incapacidades, la hipnosis desmiente la idea de que tienes que ir a por todas para estar más sano. Perder peso para mejorar el aspecto físico siempre ha sido un reto, y aunque no hay una salida fácil, la persistencia diaria y de 10 a 60 minutos al día de práctica podrían ayudarte a perder peso. No solo eso, sino que también puede reestructurar tu cerebro y ayudarte a desarrollar mejores hábitos, que te guiarán a experimentar un medio de vida mucho más positivo y sostenible.

Independientemente de la práctica o la rutina, que sigue al final del día, el principio de la pérdida de peso siempre es el mismo. Tienes que seguir una dieta equilibrada en proporción con una rutina de ejercicio sostenible.

Al no hacerlo es donde la mayoría de la gente tiende a ir mal con sus viajes de pérdida de peso. No importa si se trata de un suplemento de la dieta, el té de la pérdida de peso, o incluso la hipnosis. Tu dieta y tu rutina de ejercicios siguen jugando un papel cada vez más importante en la pérdida de peso y serán el factor número uno que te ayudará a obtener resultados permanentes.

Hay mucha verdad en el consejo de que no hay soluciones rápidas para ayudarte a perder peso más rápido de lo que se recomienda. Por lo general, cualquier cosa que promueva la pérdida de peso estándar, que generalmente es de dos a cinco libras por semana, dependiendo de su Índice de Masa Corporal (IMC) actual, funciona sin importar lo que sea. El truco para perder peso no reside necesariamente en lo que se hace, sino en cómo se hace.

Cuando la gente empieza con la hipnosis, es muy probable que la abandone al cabo de unos días o semanas, ya que puede parecer que no es útil o que no está dando resultados notables.

Sin embargo, si se mantiene la constancia, se sigue una dieta equilibrada en lugar de una dieta de choque y se sigue una rutina de ejercicios sencilla, se descubrirá que tiene mucho más que ofrecer que la simple pérdida de peso. Aunque la pérdida de peso es el objetivo final, es esencial tener en cuenta que los resultados duraderos no se producen de la noche a la mañana. No hay soluciones rápidas, especialmente con la hipnosis.

Adoptando la práctica, descubrirás muchos beneficios, pero dos de los más importantes son la curación y el aprendizaje de cómo activar el proceso de quema de grasa dentro de tu cuerpo.

La hipnosis no es una dieta, ni un método rápido para llegar a donde uno quiere. Por el contrario, es una herramienta utilizada para ayudar a las personas a alcanzar sus objetivos mediante la implementación de hábitos adecuados. Estos hábitos pueden ayudarte a conseguir resultados centrándose en una dieta y un ejercicio adecuados. Dado que las cuestiones psicológicas influyen en la mayoría de los problemas relacionados con el peso, la hipnosis actúa como la herramienta perfecta, sentando las bases para una mente sana.

La hipnosis no es un tipo de control mental, pero está diseñada para alterar tu mente cambiando tus sentimientos hacia el gusto por algo que antes podías odiar, como el ejercicio o llevar una dieta equilibrada. Lo mismo ocurre con el abandono del azúcar o los atracones. La hipnosis identifica la raíz de los problemas con los que puede estar lidiando y trabaja rectificando en consecuencia. Dado que cambia tu patrón de pensamiento, también puedes experimentar un enfoque mucho más tranquilo y relajado de todo lo que haces.

La hipnosis funciona manteniendo los cambios realizados en la mente debido a la neuroplasticidad. Las sesiones consistentes de hipnoterapia crean nuevos patrones en el cerebro que resultan en la creación de nuevos hábitos. Dado que la consistencia es la clave número uno para perder peso, actúa como una solución para superar las barreras en tu mente, que es algo que la mayoría de los individuos luchan. La hipnosis también puede ofrecerte muchas técnicas para alcanzar diferentes objetivos, como la hipnosis de banda gástrica, que funciona limitando los hábitos alimenticios, haciendo que te abstengas de comer en exceso.

Capítulo 6 - El poder de las afirmaciones

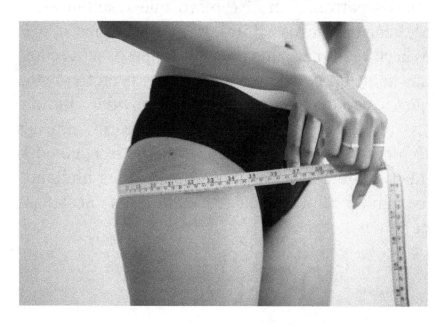

Hoy es otro día. Hoy es un día para que empieces a hacer una vida eufórica y satisfactoria. Hoy es el día para que empieces a descargar cada uno de tus impedimentos. Hoy es el día para que te familiarices con las ideas privilegiadas de la vida. Puedes transformarte en mejorar las cosas. Tú, a partir de ahora, incluyes los dispositivos dentro de ti para hacerlo. Estos dispositivos son tus consideraciones y tus convicciones.

¿Qué son las afirmaciones positivas?

Para aquellos que no están familiarizados con las ventajas de las afirmaciones positivas, prefiero aclarar un poco sobre ellas. Una afirmación es genuinamente cualquier cosa que declaras o piensas. Una gran cantidad de lo que típicamente informamos y creemos es muy perjudicial y no hace grandes encuentros para nosotros. Necesitamos reentrenar nuestro razonamiento y hablar en ejemplos positivos si necesitamos cambiarnos completamente.

Una afirmación abre la entrada. Es un punto de partida en el camino del cambio. Cuando hablo de hacer afirmaciones, me refiero a escoger deliberadamente palabras que ayuden a sacar algo de tu vida o que ayuden a hacer algo nuevo en tu vida.

Cada idea que piensas y cada palabra que expresas es una afirmación. La totalidad de nuestra autoconversación, nuestro intercambio interior, es un torrente de juramentos. Estás utilizando afirmaciones cada segundo, lo sepas o no. Estás insistiendo y haciendo tu fondo con cada palabra y pensamiento.

Tus convicciones no son más que ejemplos de razonamientos rutinarios que aprendiste de pequeño. Un gran número de ellas te funcionan muy bien.

Las creencias diferentes podrían estar restringiendo tu capacidad de hacer las mismas cosas que afirmas que necesitas. Lo que necesitas y lo que confías en tu mérito podría ser inusual. Tienes que centrarte en tus contemplaciones con el objetivo de que puedas empezar a deshacerte de las que hacen encuentros que no necesitas en tu vida.

Te ayudaría entender que cada queja es una afirmación de algo que crees que no necesitas en tu vida. Cada vez que estallas, estás afirmando que necesitas más disgustos en tu vida. Cada vez que te sientes como una víctima, estás confirmando que necesitas seguir sintiéndote como una víctima. Si crees que la vida no te está dando lo que necesitas en tu realidad, en ese momento, es seguro que nunca tendrás las golosinas que la experiencia proporciona a los demás, es decir, hasta que cambies tu forma de pensar y de hablar.

No eres un individuo terrible para la intuición, cómo lo haces. Hace muy poco tiempo que no sabes cómo pensar y hablar. Los individuos de todo el mundo están empezando a descubrir hace poco que nuestras contemplaciones hacen nuestros encuentros. Lo más probable es que tus padres no tuvieran ni la más remota idea de esto, por lo que no podían, de ninguna manera, instruirte en ello. Te enseñaron a ver la vida de la manera que sus padres les dijeron.

Por lo tanto, nadie no tiene razón. En todo caso, es la oportunidad ideal para que todos nos despertemos y empecemos a hacer deliberadamente nuestra vida de una manera que nos satisfaga y refuerce. Tú puedes hacerlo. Yo puedo hacerlo. Nosotros, en conjunto, podemos hacerlo, tenemos que averiguar cómo. Así que, ¿qué tal si nos ponemos a ello?

Hablaré de las afirmaciones como norma, y después, me meteré en temas cotidianos demasiado específicos y te diré la mejor manera de desplegar mejoras positivas en tu bienestar, tus fondos, tu vida afectiva, etc. Una vez que descubras cómo utilizar las afirmaciones, en ese momento, podrás aplicar las normas en todas las circunstancias. Algunas personas dicen que "las afirmaciones no funcionan" (lo cual es una afirmación en sí misma) cuando lo que quieren decir es que no tienen ni idea de cómo utilizarlas con precisión. Algunas veces, las personas dirán sus afirmaciones una vez al día y se quejarán el resto del tiempo. Se requerirá cierta inversión para que las afirmaciones funcionen si se hacen de esa manera. Las afirmaciones que se quejan ganarán constantemente, porque hay una mayor cantidad de ellas, y generalmente se dicen con una inclinación extraordinaria.

En cualquier caso, decir afirmaciones es solo una parte del procedimiento. Lo que envuelves del día y de la noche es significativamente significativo. La clave para que tus afirmaciones funcionen de forma rápida y fiable es establecer aire para que se desarrollen. Las afirmaciones se asemejan a las semillas plantadas en la tierra: tierra pobre, poco desarrollo. Tierra fértil, acontecimiento sin fondo. Cuanto más decidas pensar en contemplaciones que te hagan sentir bien, más rápido funcionarán las afirmaciones.

Por lo tanto, piensa en reflexiones optimistas, es así de sencillo. Es más, es factible. La forma en que decidas creer en este momento es solo una decisión. Puede que no lo entiendas ya que has pensado en esta línea durante mucho tiempo, pero realmente es una decisión. Ahora, hoy, en este segundo, puedes decidir cambiar tu razonamiento. Tu vida no pivotará por el momento. Sin embargo, en el caso de que seas fiable y tomes la decisión de pensar regularmente en consideraciones que te hagan sentir bien, sin duda alguna, harás mejoras positivas en cada parte de tu vida.

Afirmaciones positivas y cómo utilizarlas

Las afirmaciones positivas son articulaciones positivas que describen una circunstancia ideal, una propensión o un objetivo que necesitas lograr. Rehacer regularmente estas explicaciones positivas, influye profundamente en el cerebro de la psique, y lo desencadena sin vacilar, para llevar lo que está rehaciendo al mundo real.

La demostración de repetir las afirmaciones, intelectualmente o de forma que cualquiera pueda escuchar, inspira al individuo que las repasa, construye el deseo y la inspiración, y atrae las puertas abiertas para el desarrollo y el logro.

Esta demostración también programa la psique para que actúe de acuerdo con las palabras repetidas, poniendo en marcha el cerebro mental interno para que se esfuerce por el bien de uno, para ofrecer que las expresiones positivas se materialicen.

Las afirmaciones son extremadamente valiosas para construir nuevas propensiones, desplegar mejoras positivas a lo largo de la vida de uno, y para lograr objetivos.

Las afirmaciones ayudan a adelgazar la desgracia, a comprometerse progresivamente, a concentrarse mejor, a cambiar las propensiones y a cumplir los sueños.

Pueden ser útiles en los deportes, en los negocios, en la mejora del bienestar, en el entrenamiento con pesas y en numerosas zonas diferentes.

Estas articulaciones positivas influyen de manera adecuada en el cuerpo, el cerebro y los sentimientos.

Repasar las afirmaciones es muy razonable. A pesar de ello, mucha gente no conoce esta verdad. Los individuos, en su mayoría, reafirman las afirmaciones negativas, no las positivas. A esto se le llama autoconversación negativa.

En la posibilidad de que hayas estado revelando a ti mismo lo miserable que no puedes contemplar, necesitas más dinero, o lo problemática que es la vida, has estado repitiendo afirmaciones negativas.

A lo largo de estas líneas, haces más desafíos y más problemas, ya que te estás concentrando en los problemas, y de esta manera, expandiéndolos, en lugar de concentrarte en los arreglos.

Mucha gente repite en su psique palabras y proclamas pesimistas sobre las circunstancias y ocasiones contrarias en su vida, y por lo tanto, hace que las circunstancias sean progresivamente molestas.

Las palabras funcionan de dos maneras diferentes, para ensamblar o para borrar. Es la forma en que las usamos lo que decide si traerán resultados tremendos o destructivos.

Afirmaciones en los tiempos modernos

Se dice que el analista y especialista en drogas francés Emile Coue es el individuo que llevó este tema a la consideración de la opinión pública a mediados del siglo XX.

Emile Coue vio que cuando decía a sus pacientes la viabilidad de un elixir, los resultados eran superiores a si no pronunciaba una palabra. Comprendió que las elucubraciones que consumen nuestra psique se convierten en una realidad y que volver a repetir conceptos y consideraciones es una especie de autosugestión.

A Emile Coue se le asocia con su aclamada proclama: "Constantemente, por todas partes, estoy mostrando signos de mejora y mejoría".

Más tarde, en el siglo XX, fue Louise Hay quien se concentró en este punto y llamó a la autosugestión afirmaciones.

Capítulo 7 - 100 afirmaciones positivas para perder peso

George le enseñó a Bonnie un centenar de afirmaciones positivas útiles para perder peso y para mantener su motivación. Ella eligió las que quería incorporar a su programa y las utilizó todos los días. Bonnie estaba perdiendo peso muy lentamente, lo que la preocupaba mucho. Pensó que iba en la dirección equivocada y estaba a punto de rendirse, pero George le dijo que no se preocupara porque era una velocidad completamente natural. El subconsciente tarda en recopilar toda la información y empezar a trabajar de acuerdo con su voluntad consciente. Además, su cuerpo recordaba la rápida pérdida de peso, pero su subconsciente recordaba su daño emocional, y ahora está tratando de evitarlo. En realidad, después de algunos meses de duro trabajo, empezó a ver los resultados deseados. Pesaba 74 kilos (163 libras).

Según los dietistas, el éxito de las dietas está muy influenciado por la forma en que las personas hablan de los cambios de estilo de vida para los demás y para sí mismas.

Hay que evitar, siempre que sea posible, el uso de "debería" o "debo". Quien diga "no debo comer patatas fritas" o "tengo que comer un bocado de chocolate" sentirá que no tiene control sobre los acontecimientos. En cambio, si dice "prefiero" dejar la comida, sentirá más poder y menos culpa. Hay que evitar el término "dieta". Una nutrición adecuada es un cambio de estilo de vida permanente. Por ejemplo, la expresión correcta es: "He cambiado mis hábitos alimenticios" o "Estoy comiendo más sano".

Las dietas engordan. ¿Por qué?

El cuerpo necesita grasa. Nuestro cuerpo quiere vivir, por lo que almacena grasa. Eliminar esta cantidad de grasa del cuerpo no es una tarea fácil, ya que el cuerpo se protege contra la pérdida de peso. Durante la inanición, nuestro cuerpo cambia a una "llama salvadora", quemando menos calorías para evitar morir de hambre. Las personas que empiezan a perder peso suelen ser optimistas, ya que, durante la primera semana, pueden experimentar una pérdida de peso de entre 1 y 3 kg (2-7 libras), lo que valida sus esfuerzos y su sufrimiento. Sin embargo, su cuerpo les ha engañado muy bien porque en realidad no quiere descomponer la grasa. En cambio, empieza a descomponer el tejido muscular. Al principio de la dieta, nuestro cuerpo quema azúcar y proteínas, no grasa. El azúcar quemado elimina mucha agua del cuerpo; por eso experimentamos resultados sorprendentes en la báscula. Nuestro cuerpo tarda unos siete días en cambiar a la quema de grasas. Entonces suena la campana de alarma de nuestro cuerpo. La mayoría de las dietas tienen un triste final: la reducción de la tasa metabólica a un nivel más bajo, lo que significa que si después se come un poco más, se recupera todo el peso que se ha perdido anteriormente. Después de hacer dieta, el cuerpo se esforzará especialmente en almacenar grasa para la próxima hambruna inminente. ¿Qué hacer para evitar esta situación?

Debemos entender lo que necesita nuestra alma. Aquellos que realmente desean tener éxito deben, en primer lugar, cambiar su base espiritual. Es importante mimar nuestra alma durante un periodo de pérdida de peso. Todas las personas con sobrepeso tienden a regañarse a sí mismas por comer alimentos prohibidos: "He vuelto a comer de más. Mi fuerza de voluntad es tan débil". Si alguna vez has intentado perder peso, conoces muy bien estos pensamientos.

Imagina a una persona muy cercana a ti que ha pasado por un momento difícil y que comete errores de vez en cuando. ¿Vamos a regañarles o a intentar ayudarles y motivarles? Si les queremos de verdad, más bien les consolaremos e intentaremos convencerles de que sigan adelante. Nadie le dice a su mejor amigo que es débil, feo o malo, solo porque está luchando con su peso. Si no se lo dirías a tu amigo, ¡tampoco lo hagas a ti mismo! Seamos conscientes de esto: durante la pérdida de peso, nuestra alma necesita paz y apoyo. El pensamiento realista es más útil que la teoría del desastre. Si en general eres una consumidora sana, come de vez en cuando algunas golosinas por su delicioso sabor y para mimar tu alma.

Te daré una lista de cien afirmaciones positivas que puedes utilizar para reforzar tu pérdida de peso. Las dividiré en categorías principales basadas en las situaciones más típicas para las que necesitarías confirmación. Puedes repetirlas todas siempre que lo necesites, pero también puedes elegir las que más se adapten a tus circunstancias. Si prefieres escucharlos durante la meditación, puedes grabarlos con una pieza de música dulce y relajante de fondo.

Afirmaciones generales para reforzar tu bienestar:

1. Estoy agradecido por haberme levantado hoy. Gracias por hacerme feliz hoy.

2. Hoy es un día perfecto. Me encuentro con personas agradables y serviciales, a las que trato con amabilidad.

3. Cada nuevo día es para mí. Vivo para sentirme bien. Hoy solo elijo buenos pensamientos para mí.

4. Hoy me pasa algo maravilloso.

5. Me siento bien.

6. Estoy tranquilo, enérgico y alegre.

7. Mis órganos están sanos.

8. Estoy satisfecho y equilibrado.

9. Vivo en paz y comprensión con todos.

10. Escucho a los demás con paciencia.

11. En cada situación, encuentro lo bueno.

12. Me acepto y respeto a mí mismo y a mis semejantes.

13. Confío en mí mismo; confío en mi sabiduría interior.

¿Te regañas a menudo? Entonces repite con frecuencia las siguientes afirmaciones:

14. Me perdono a mí mismo.

15. Soy bueno conmigo mismo.

16. Me motivo una y otra vez.

17. Hago bien mi trabajo.

18. Me preocupo por mí mismo.

19. Hago lo mejor que puedo.

20. Estoy orgulloso de mí mismo por mis logros.

21. Soy consciente de que a veces tengo que mimar mi alma.

22. Recuerdo que he hecho un gran trabajo esta semana.

23. Me he merecido este pequeño caramelo.

24. Dejo de lado el sentimiento de culpa.

25. Suelto la culpa.

26. Todo el mundo es imperfecto. Acepto que yo también lo soy.

Si sientes dolor cuando eliges evitar la comida deliciosa, entonces necesitas motivarte con afirmaciones como

27. Estoy motivado y soy persistente.

28. Controlo mi vida y mi peso.

29. Estoy dispuesto a cambiar mi vida.

30. Los cambios me hacen sentir mejor.

31. Sigo mi dieta con alegría y desparpajo.

32. Soy consciente de mis increíbles capacidades.

33. Estoy agradecido por mis oportunidades.

34. Hoy estoy emocionado por empezar una nueva dieta.

35. Siempre tengo presente mis objetivos.

36. Me imagino delgada y guapa.

37. Hoy me siento feliz de tener la oportunidad de hacer lo que hace tiempo que he pospuesto.

38. Poseo la energía y la voluntad para llevar a cabo mi dieta.

39. Prefiero perder peso en lugar de perder el tiempo en placeres momentáneos.

Aquí puedes encontrar afirmaciones que te ayuden a cambiar convicciones y bloqueos perjudiciales:

40. Veo mis progresos cada día.

41. Escucho los mensajes de mi cuerpo.

42. Cuido mi salud.

43. Como alimentos saludables.

44. Amo lo que soy.

45. Me encanta cómo me apoya la vida.

46. Una buena plaza de aparcamiento, un café, una conversación. Todo es para mí hoy.

47. Se siente bien estar despierto porque puedo vivir en paz, con salud, con amor.

48. Estoy agradecido por haberme despertado. Respiro profundamente la paz y la tranquilidad.

49. Amo mi cuerpo. Me encanta que me sirvan.

50. Como degustando cada sabor de la comida.

51. Soy consciente de los beneficios de la comida sana.

52. Disfruto comiendo alimentos saludables y estando cada día más en forma.

53. Me siento con energía porque me alimento bien.

Muchas personas luchan contra el sobrepeso porque no se mueven lo suficiente. La raíz de este problema puede ser el rechazo a hacer ejercicio debido a prejuicios negativos en nuestra mente.

Podemos superar estas creencias repitiendo las siguientes afirmaciones:

54. Me gusta moverme porque ayuda a mi cuerpo a quemar grasa.

55. Cada vez que hago ejercicio, estoy más cerca de tener un cuerpo bonito y bien formado.

56. Es una sensación muy edificante la de poder subir hasta 100 escalones sin parar.

57. Es más fácil tener una excelente calidad de vida si me muevo.

58. Me gusta la sensación de volver a mi casa cansado pero feliz después de un largo paseo invernal.

59. Los ejercicios físicos me ayudan a tener una vida más larga.

60. Estoy orgulloso de tener una mejor forma física y agilidad.

61. Me siento más feliz gracias a la hormona de la felicidad que produce el ejercicio.

62. Me siento lleno gracias a las enzimas que producen una sensación de saciedad durante los ejercicios físicos.

63. Soy consciente de que, incluso después del ejercicio, mis músculos siguen quemando grasa, por lo que pierdo peso mientras descanso.

64. Me siento con más energía después de los ejercicios.

65. Mi objetivo es perder peso; por lo tanto, hago ejercicio.

66. Estoy motivado para hacer ejercicio todos los días.

67. Pierdo peso mientras hago ejercicio.

Ahora, le voy a dar una lista de afirmaciones genéricas que puede incorporar a su programa:

68. Me alegro de ser quien soy.

69. Hoy, leo artículos y veo películas que me hacen sentir positivo sobre el progreso de mi dieta.

70. Me encanta cuando soy feliz.

71. Respiro profundamente y exhalo mis miedos.

72. Hoy no quiero demostrar mi verdad, pero quiero ser feliz.

73. Estoy fuerte y sano. Estoy bien y estoy mejorando.

74. Hoy soy feliz porque haga lo que haga, encuentro alegría en ello.

75. Presto atención a lo que puedo llegar a ser.

76. Me quiero a mí mismo y soy útil a los demás.

77. Acepto lo que no puedo cambiar.

78. Me siento feliz de poder comer alimentos saludables.

79. Estoy feliz de haber cambiado mi vida con mi nuevo estilo de vida saludable.

80. Hoy no me comparo con los demás.

81. Acepto y apoyo lo que soy y me dirijo a mí mismo con amor.

82. Hoy puedo hacer cualquier cosa por mi mejora.

83. Estoy bien. Soy feliz de la vida. 84. Me encanta lo que soy. Soy fuerte y confiado.

84. Estoy tranquilo y satisfecho.

85. Hoy es un día perfecto para hacer ejercicio y estar sano.

86. He decidido perder peso y tengo la fuerza suficiente para seguir mi voluntad.

87. Me quiero a mí mismo, por eso quiero perder peso.

88. Estoy orgulloso de mí mismo porque sigo mi programa de dieta.

89. Veo que estoy más fuerte.

90. Sé que puedo hacerlo.

91. No es mi pasado, sino mi presente lo que me define.

92. Estoy agradecido por mi vida.

93. Estoy agradecido por mi cuerpo porque colabora bien conmigo.

94. Comer alimentos saludables me ayuda a obtener los mejores nutrientes que necesito para estar en la mejor forma.

95. Solo como alimentos saludables y evito los alimentos procesados.

96. Puedo alcanzar mis objetivos de pérdida de peso.

97. Todas las células de mi cuerpo están en forma y sanas, y yo también.

98. Disfruto manteniéndome sano y manteniendo mi peso ideal.

99. Siento que mi cuerpo está perdiendo peso en este momento.

100. Cuido mi cuerpo haciendo ejercicio todos los días.

Capítulo 8 - Cómo practicar cada día

Hacer ejercicio regularmente

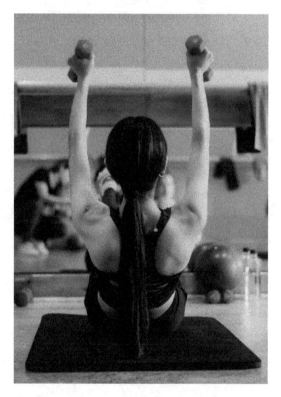

El ejercicio es bueno para la salud humana en muchos sentidos, independientemente de lo que se elija hacer.

Aunque la dieta DASH se centra en la elección de alimentos, no se puede negar que el ejercicio regular y variado representa un componente esencial de un estilo de vida saludable y que puede conferir beneficios adicionales.

Dicho esto, los CDC identifican la actividad aeróbica de intensidad moderada que suma de 120 a 150 minutos semanales, en combinación con dos días semanales adicionales de entrenamiento de resistencia muscular, como una combinación ideal para conferir numerosos beneficios para la salud de los adultos. Según los CDC, estos beneficios son los siguientes

Mejor control del peso: Cuando se combina con la modificación de la dieta, la actividad física regular desempeña un papel en el apoyo o la mejora de los esfuerzos de control de peso. El ejercicio regular es una buena forma de gastar calorías además de los cambios dietéticos que se realicen en este programa.

Reducción del riesgo de enfermedades cardiovasculares: La reducción de la presión arterial es un beneficio bien reconocido de la actividad física regular, que en última instancia contribuye a reducir el riesgo de enfermedades cardiovasculares.

Reducción del riesgo de diabetes de tipo 2: Se sabe que la actividad física regular mejora el control de la glucosa en sangre y la sensibilidad a la insulina.

Mejora del estado de ánimo: La actividad física regular se asocia a la mejora del estado de ánimo y a la reducción de la ansiedad debido a que el ejercicio influye positivamente en la bioquímica del cerebro humano al liberar hormonas y afectar a los neurotransmisores.

Dormir mejor: Las personas que hacen ejercicio con más regularidad tienden a dormir mejor que las que no lo hacen, lo que puede deberse en parte a la reducción del estrés y la ansiedad que suele producirse en quienes hacen ejercicio con regularidad.

Huesos y músculos más fuertes: La combinación de entrenamiento cardiovascular y de resistencia confiere graves beneficios tanto a los huesos como a los músculos, que mantienen el funcionamiento del cuerpo a un alto nivel a medida que se envejece.

Una vida más larga: Quienes hacen ejercicio con regularidad tienden a disfrutar de un menor riesgo de padecer enfermedades crónicas y de una vida más larga.

Como verás en el plan de 28 días, tus totales de ejercicio recomendados se cumplirán haciendo ejercicio cuatro de los siete días de la semana. Los días de ejercicio se dividirán de la siguiente manera: Los cuatro días de actividad incluirán ejercicio aeróbico durante 30 minutos. Como principiante, te animo a que empieces poco a poco y vayas aumentando hasta llegar a los cuatro días. Dos de los cuatro días activos también incluirán entrenamiento de fuerza. La conclusión es que no es necesario hacer ejercicio durante horas cada día para disfrutar de los beneficios de la actividad física para la salud. Nuestro objetivo con este plan es hacer que los beneficios para la salud del ejercicio sean tan accesibles y alcanzables como sea posible para aquellos que están listos y dispuestos a intentarlo.

Cómo sacar el máximo partido a tus entrenamientos

Al igual que con las estrategias de alimentación saludable, hay ciertas cosas esenciales que hay que tener en cuenta sobre la actividad física que le ayudarán a tener éxito a largo plazo. Veamos algunas consideraciones cruciales que le ayudarán a sacar el máximo partido a sus entrenamientos:

Días de descanso: Aunque ni siquiera hemos empezado, voy a predicar la importancia del descanso adecuado. No olvides que estás participando en este viaje para mejorar tu salud a largo plazo, no para quemarte en 28 días. Aunque algunos de ustedes con más experiencia en el ejercicio pueden sentirse seguros de ir más allá, mi mejor consejo para la mayoría de los que están leyendo es que escuchen a su cuerpo y se tomen días de descanso para minimizar el riesgo de lesiones y agotamiento.

Estiramiento de la vida: Los estiramientos son una gran forma de prevenir lesiones y mantenerte sin dolor tanto durante los entrenamientos como a diario. Ya sea una actividad planificada después de un ejercicio o a través de medios adicionales como el yoga, los estiramientos son beneficiosos en muchos sentidos.

Disfrutar: No hay un estilo de ejercicio correcto o incorrecto. Se le proporciona un plan diferente que hace hincapié en una variedad de ejercicios de entrenamiento cardiovascular y de resistencia. Si hay ciertas actividades dentro de estos grupos que no disfrutas, está bien no hacerlas. Tu capacidad para mantener una actividad física regular a largo plazo dependerá de que encuentres un estilo de ejercicio que te guste. Tus límites: La actividad física es adecuada para ti, y además debe ser divertida. De ti depende que siga siéndolo. Si bien es esencial desafiarse a sí mismo, no corra el riesgo de lesionarse por llevar las cosas demasiado lejos y demasiado rápido. Tu progreso: Aunque no es un requisito absoluto, algunos de los que leen pueden encontrar alegría y satisfacción en el seguimiento de su progreso en el ejercicio y en el esfuerzo por conseguir una mayor duración, más repeticiones, etc. Si eres de los que disfrutan con la competitividad, puede ser divertido encontrar un compañero con el que hacer ejercicio y progresar. Calentamiento: Por último, pero no por ello menos importante, tu rutina de ejercicios se beneficiará significativamente de una rutina de calentamiento adecuada, que incluye empezar lentamente o hacer ejercicios similares a los incluidos en tu entrenamiento, pero a una intensidad menor.

Establecer una rutina

La parte de ejercicio del plan DASH se desarrolló teniendo en cuenta las recomendaciones de ejercicio de los CDC para apoyar tu mejor salud. Para algunos, la norma de 28 días puede parecer mucho; para otros, puede no parecerlo. Si observamos cualquier rutina de ejercicios desde una perspectiva muy general, hay al menos tres grandes categorías a tener en cuenta.

Entrenamiento de fuerza: Se trata de utilizar los músculos contra algún tipo de contrapeso, que puede ser el propio cuerpo o unas mancuernas. Este tipo de actividades alteran el índice metabólico en reposo, ya que favorecen el desarrollo de los músculos y fortalecen los huesos.

Ejercicio aeróbico: También conocido como actividad cardiovascular, son los ejercicios por excelencia como el jogging o la carrera que implican poner el cuerpo en movimiento y elevar el ritmo cardíaco.

Movilidad, flexibilidad y equilibrio: Estirar después de los entrenamientos o incluso dedicar el tiempo de ejercicio de un día a la semana a los estiramientos o al yoga es una buena forma de mantener la movilidad y prevenir lesiones a largo plazo.

Esta rutina recomienda combinar el entrenamiento cardiovascular y el de resistencia.

Se te proporcionará una amplia gama de opciones entre las que elegir para acomodar una rutina de ejercicios diversa.

Mi mejor recomendación es que te decantes por los tipos de ejercicios que ofrezcan un equilibrio entre el disfrute y el desafío. Recuerda que los beneficios de la actividad física deben disfrutarse mucho más allá de tu plan de 28 días, y la mejor manera de asegurarte de que así sea es seleccionando movimientos que realmente disfrutes.

Ejercicios cardiovasculares y de peso corporal

Correr: El ejercicio cardiovascular por excelencia y quizás el más reconocido.

Saltos de tijera: Aunque 30 minutos seguidos de saltos de tijera pueden ser poco prácticos, son un excelente complemento de las otras actividades de esta lista.

Bailar: Los que tienen experiencia en el baile pueden disfrutar utilizándolo en su beneficio, pero cualquiera puede poner sus canciones favoritas y bailar como si no hubiera nadie mirando.

Saltar a la cuerda: ¿Tienes una cuerda para saltar? ¿Por qué no utilizarla como parte de tu entrenamiento cardiovascular? Es una forma divertida de hacer ejercicio cardiovascular.

Otras opciones (si el equipo lo permite): Actividades como el remo, la natación y el aeróbic acuático, el ciclismo y el uso de máquinas elípticas y de subir escaleras pueden ser excelentes formas de hacer ejercicio.

Siguiendo las directrices, tu objetivo será trabajar hasta un total de 30 minutos de actividad cardiovascular por sesión de entrenamiento. Puedes utilizar una combinación de los ejercicios enumerados. Sugiero que los principiantes comiencen con una caminata rápida o trote, cualquiera que sea la actividad con la que se sientan más cómodos.

Núcleo

Plancha: La plancha es un ejercicio clásico para el tronco que se centra en la estabilidad y la fuerza de los músculos de la zona abdominal y sus alrededores. Engancha los glúteos, presiona los antebrazos contra el suelo y mantén la posición durante 60 segundos. Los principiantes pueden empezar con una posición de 15 a 30 segundos y luego ir subiendo.

Plancha lateral: Otro clásico del core y una variación del plank que se centra más en los músculos oblicuos a ambos lados de los abdominales centrales. Mantén los glúteos apretados y evita que tu torso se hunda para sacar el máximo partido a este ejercicio.

Woodchopper: Un movimiento ligeramente más dinámico que trabaja la funcionalidad rotacional de tu núcleo e imita el corte de un tronco de madera. Puedes empezar con poco o ningún peso hasta que te sientas cómodo y progresar a partir de ahí. Comienza el movimiento con los pies separados a la altura de los hombros, la espalda recta y ligeramente agachado. Si utilizas peso, sujétalo con ambas manos junto a la parte exterior de cualquiera de los muslos, gira hacia un lado y levanta el peso hacia el otro lado y hacia arriba, manteniendo los brazos rectos y girando el torso de forma que acabes con el peso por encima del hombro opuesto.

Parte inferior del cuerpo

Sentadilla Goblet: Comienza tu postura con los pies ligeramente más anchos que la anchura de los hombros y una mancuerna sujetada con ambas manos delante del pecho. Siéntate en cuclillas, articulando la rodilla y la cadera, y baja las piernas hasta que estén paralelas al suelo. Empuja con los talones hasta la posición inicial y repite. Utiliza una silla para ponerte en cuclillas si no te sientes cómodo.

Zancada con mancuernas: Empieza en posición vertical con una mancuerna en cada mano y los pies en tu posición habitual de pie. Da un paso adelante con una pierna y baja hasta que la rodilla de atrás esté justo por encima del suelo. Mantente erguido y asegúrate de que la rodilla delantera no se doble sobre los dedos del pie. Empuja con el talón del pie delantero y da un paso adelante con el pie trasero. Empieza sin peso y ve añadiendo peso a medida que te sientas cómodo.

Parte superior del cuerpo

Push-ups: Es el ejercicio de peso corporal por excelencia y puede realizarse en cualquier lugar. Deberás colocarte con las manos más allá de la anchura de los hombros, manteniendo el cuerpo en línea recta y siempre activando tu núcleo mientras subes y bajas, sin dejar que los codos se abran. Los que tienen dificultades para realizar flexiones de brazos de forma consecutiva pueden empezar realizándolas de rodillas o incluso contra una pared si las flexiones normales les parecen demasiado.

Press de hombros con mancuernas: Un excelente ejercicio para fortalecer la parte superior del cuerpo y los hombros. Lleva un par de mancuernas a la altura de las orejas, con las palmas hacia delante, y estira los brazos por encima de la cabeza.

Cuerpo completo

Escalada de montaña: Sobre las manos y los pies, mantén el cuerpo en línea recta, con los músculos abdominales y los glúteos comprometidos, de forma similar a la posición superior de una flexión. Alterna rápidamente tirando de las rodillas hacia el pecho mientras mantienes el núcleo apretado. Sigue con este ritmo de izquierda, derecha, izquierda, derecha, como si estuvieras reproduciendo un movimiento de carrera. Intenta mantener siempre la columna vertebral en línea recta.

Prensa de empuje: Se trata básicamente de un movimiento combinado que incorpora una sentadilla parcial y un press de hombros con mancuernas. Utilizando un peso con el que te sientas cómodo, ponte de pie con los pies un poco más allá de la anchura de los hombros, con unas mancuernas ligeras sostenidas en posición de press. Desciende en cuclillas hasta una profundidad con la que te sientas cómodo, y en el ascenso empuja simultáneamente las mancuernas por encima de la cabeza.

Capítulo 9 - Ama tu cuerpo y tu alma

Las personas alegres se reconocen y se aman a sí mismas independientemente de cómo sea su cuerpo, independientemente de cómo se sientan. Una organización ideal no es preferida ni tiene más poder que un cuerpo no considerado inmaculado por los "poderes". Tu magnificencia se origina en el interior.

Piensa en alguien que conozcas (o conocieras) que no sea generalmente tan atractiva; sin embargo, que parece adorarse tanto a sí misma que se siente encantada y actúa como es necesario. Las personas así suelen ser muy conocidas. Curiosamente, su excelencia brilla de forma tan espléndida que parecen, por todos los medios, seductores para los demás.

Los individuos que aparecen en los medios de comunicación no suelen parecer lo que parecen ante el público o las revistas y las películas. Esa es la razón por la que existe la vocación de los especialistas en maquillaje. En mi opinión, lo que hacen es maquillar cómo aparecerá este individuo ante el público y los fans. Cuando se incluye la distribución de fotografías, nadie se ve como se ve. Todas las fotos se terminan.

En el momento en que te amas a ti mismo, honesta y genuinamente te amas a ti mismo, independientemente de la edad que desarrolles tus sentimientos sobre ti no cambiarán. Lo fascinante de adorarse a sí mismo es vivir en una condición de satisfacción. Casi ninguna persona tiene la oportunidad de permanecer allí, las personas que lo hacen permanecen jóvenes hasta el final de los tiempos.

Consejos para ayudarte a adorar tu cuerpo

1. Recupera el poder para caracterizar tu Belleza

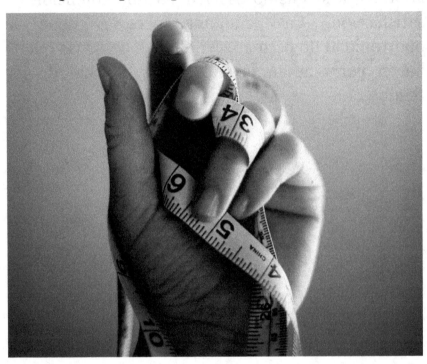

No solo te estás retractando de las definiciones sociales/medios de comunicación, sino también de las personas que te rodean en tu vida y que han hecho comentarios críticos sobre tu cuerpo. Estas personas no podían ver la magnificencia de tu cuerpo ya que ellos mismos habían retenido las definiciones estándar y estaban decidiendo por ti y muy probablemente por su cuerpo en contra de estos medidores también. Haz una pausa por un minuto en este momento para cerrar los ojos y visualiza que recuperas el poder de caracterizar la excelencia de tu cuerpo. Retoma las definiciones sociales y los medios de comunicación en tu estado mental: "No voy a permitir que caracterices lo que mi cuerpo debe parecer por más tiempo". Piensa en las personas que han hecho comentarios negativos sobre tu cuerpo: un pariente, un cómplice sentimental o diferentes niños cuando no tenías nada. Diles en tu mente: "Reclamo el poder de caracterizar la magnificencia de mi cuerpo tus comentarios eran torcidos y falsos, y ya no les doy ningún poder". Siente lo bien que se siente al liberarte de todo este cinismo.

2. Despeja tus creencias negativas sobre tu cuerpo

Debido a tu introducción al moldeado social sobre el supuesto cuerpo femenino perfecto, presumiblemente has ensayado el autojuicio de tu cuerpo por no encajar con el "perfecto" avanzado. Estas decisiones y convicciones negativas son de nuevo contorsiones y no están fundadas en la realidad del cuerpo aturdidor de uno de los tuyos. Nosotros, en conjunto, tenemos grupos de varios tamaños y formas que son poco comunes y genuinamente encantadores.

Renuncia a tus convicciones inflexibles sobre cómo debería ser tu cuerpo y empieza a percibir cómo las mismas cosas que son diversas en tu cuerpo son las que te hacen única y encantadora. Anota los mensajes negativos que te dices a ti misma sobre tu cuerpo. Imagina que piensas en ellos para eliminarlos de tu conciencia. Anótalos con fuerza y rapidez, los más negativos y terribles que puedas considerar. Echa un vistazo a estos mensajes, fíjate en que nunca podrías fantasear con dirigir estos sentimientos hacia ninguna otra persona de tu vida. Echa un vistazo a todos estos mensajes y discúlpate con tu cuerpo, diciendo: "Lamento hasta tal punto haber dirigido estos sentimientos dañinos hacia ti, te garantizo que no volveré a dirigir estos sentimientos hacia ti y empezaré a adorarte." Mira estos mensajes de nuevo y con la expectativa de descargarlos completamente destruye el pedazo de papel y deséchalo. A algunas personas les gusta fabricar un fuego en el exterior y consumir el documento como método para liberar este cinismo.

3. Haz ejercicio por el placer de sentir tu cuerpo en movimiento

En el momento en que haces ejercicio para sacar la grasa de tu cuerpo, así como para compensar las calorías, comer esto puede surgir de una posición de miedo y tener una vitalidad de intentar controlar y luchar contra tu cuerpo. Imagínate practicando por el deleite de mover tu cuerpo y desde un objetivo de querer a tu cuerpo, un anhelo de que esté sano y tenga más vitalidad. Los clientes con los que trabajo en torno a este tema tendrán, en general, la opción de mantener un programa de actividad si lo hacen desde una posición de satisfacción y amor propio en lugar de control y miedo sobre su peso.

Fíjate si hay cosas en tu vida que no realizas por miedo a que las personas vean tu cuerpo, como nadar, moverte o cualquier otro movimiento. Recuérdate a ti mismo que tienes derecho a hacer las cosas que aprecias independientemente de tu forma. Renuncia a lo que los demás consideran que eres y permanece concentrado en la forma en que te reservas cada opción para hacer las cosas que entiendes.

4. *Recuérdate a ti mismo cuál es el propósito de tener un cuerpo*

Tu cuerpo es tuyo para encontrarte con la vida; en definitiva, para asimilarla y apreciarla. Tu cuerpo es un vehículo para que encuentres la existencia con la totalidad de tus facultades. Tu cuerpo te permite: sentir una brisa cálida en tu piel, sentir el agua fría de un lago cuando nadas, ver la totalidad de los tonos llamativos del anochecer, oír la totalidad de la excelencia de la música, escuchar las insinuaciones de las aves y los árboles moviéndose en la brisa, sentir la no-abrasividad de la mano de alguien, sentir el deleite de moverse, degustar y apreciar la comida sabrosa, comunicarte a través de una sonrisa, las lágrimas o la risa. Tu cuerpo es para ti, para que nadie más lo investigue o juzgue. No estás aquí como una presentación para otras personas, sino como una persona totalmente encapsulada con características más profundas y extravagantes que tu mera apariencia.

5. *en el momento en que te miras en el espejo, mírate a ti mismo con ojos amorosos*

Para algunos, las damas que se miran en el espejo se transforman en una actividad de auto-juicio.

Se centran en la totalidad de sus defectos aparentes y lo que sienten que está "fuera de base" con su cuerpo o cara. Una vez más, los modelos que están decidiendo por sí mismos en contra es esta ridícula perfecta que se adelanta en los medios de comunicación. Tengo numerosos clientes que, cuando empezaron a trabajar conmigo, dijeron que no podían mirarse en el espejo ya que todo lo que veían eran estos defectos aparentes. Yo les recomiendo que cambien esto por mirarse en el espejo con ojos de adoración. Un ejemplo sería que si se miran en el espejo y ven una arruga que generalmente juzgarían, vean esta arruga con afecto y empatía e incluso observen la excelencia de esta arruga. Establezca una distancia para verse a sí mismo a través de la perspectiva de la adoración, deje de juzgarse a sí mismo y pase a ser excepcionalmente cariñoso consigo mismo. Esto será algo que tendrás que ensayar antes de que se convierta en una propensión. Sin embargo, estará justificado incluso a pesar del esfuerzo ya que empezarás a sentirte extremadamente magnífico contigo mismo.

6. *Haz que tu autoestima esté referenciada internamente*

Haz que tu autoestima se fundamente en tus características interiores en lugar de en tu apariencia exterior. ¿Cuáles son las características que te hacen ser tú? ¿Es tu simpatía, tu capacidad de innovación, tu perspicacia, tu capacidad de divertirte, tu conciencia, tu capacidad de percepción, tu capacidad de sintonizar con las personas o tu corazón solidario? Piensa en las personas que amas en tu vida. Los amas por lo que es su identidad, el Espíritu único que son, no por lo que se parecen. Eso es lo que sienten por ti, te aman por lo que es tu identidad y por la totalidad de las características extraordinarias que te componen. Averigua cómo estimarte por tu sustancia, no por la estructura física en la que te desplazas.

7. *Investiga el propósito más profundo detrás de la distracción con tu apariencia/peso.*

Aquí y allá, cuando alguien está absorto con su apariencia, puede ser un sistema de evasión de sentimientos más profundos y cada vez más agónicos. Comprueba contigo mismo si esta puede ser la situación. Si en tu juventud las cosas eran insoportables para ti y una locura, es posible que hayas descubierto cómo concentrarte en tu peso como un enfoque para mantenerte alejado de la fornicación y la indefensión de lo que sucedía a tu alrededor. O bien, tal vez haya una cuestión problemática en tu vida actual que no tienes la valentía de afrontar, como una relación problemática o la ausencia de dirección en tu vida. Una distracción con su apariencia le impide afrontar estas cuestiones. Si es así, es importante que consigas apoyo para abrirte y enfrentarte a estos sentimientos sin rodeos. Puedes conseguir esta ayuda enfrentándote al reto de descubrir tus sentimientos a un compañero de confianza o trabajando con un defensor que pueda ayudarte a trabajar con estas emociones.

8. Elimina la comparación con los demás

La vitalidad de la correlación y la rivalidad es perjudicial para ti y para el otro individuo. Hacer esto es simplemente un tipo más de ponerte a ti mismo y no te ayudará a sentirte mejor; sin embargo, te exacerbará hasta pensar. Comprométete a pasar este tipo de vitalidad. En cambio, si ves a alguien que es atractivo en lugar de contrastar a ti mismo con este individuo o tomar una decisión sobre ellos, el estado en su lugar, "Ella es seductora como soy yo". Celebra a ese otro individuo y a ti mismo también. Descubrirás que esto se siente una cantidad tan significativa de superior a contrastar a ti mismo con ellos o ser básico.

9. *Toma una de las áreas de tu cuerpo que típicamente juzgas y tómate una semana para amar completamente esta parte de ti*

Pasa 15 minutos al día echando un vistazo a esta parte de tu cuerpo, y descubre cosas que adorar sobre ella, incluso mejor, hazlo durante el día. Cuanto más se pruebe a hacer esto, más hay que hacerlo. Leí en un libro sobre una señora que hizo esta actividad, y después de siete días de hacerla, una persona de fuera se acercó a ella y le reveló lo encantador que era este trozo de su cuerpo.

En el momento en que cambiamos nuestra manera particular de vernos a nosotros mismos, cambia el estilo en el que los demás nos ven también. Necesitas que tu primera expectativa de hacer esta actividad sea simplemente el movimiento en tu afecto, para no tener un impacto en cómo te ven los demás. Cómo te ven va a ser continuamente lo que es generalmente significativo.

Conclusión

Felicitaciones por seguir adelante. Te miras al espejo y te sientes insatisfecho. ¿Quieres que tu figura, tu nariz, tus piernas, tu cabello sea como el de otra persona? ¿Por qué siempre nos enfrentamos? ¿Por qué no nos reconciliamos con nuestra apariencia? Hemos sentido hasta el cansancio que debemos amarnos a nosotros mismos, a pesar de nuestros errores o deficiencias. Esto incluye tanto nuestra personalidad como nuestro cuerpo. Sin embargo, muy pocas personas pueden aceptar y ser felices consigo mismas. No se trata de no querer cambiar. Es un esfuerzo encomiable cuando desea lograr o mantener su apariencia o está preocupado por verse más atractivo. Espero que mi libro te haya sido útil y te haya abierto la mente.

CPSIA information can be obtained
at www.ICGtesting.com
Printed in the USA
BVHW091921230621
610293BV00007B/852

9 781801 771023